我是大眼妹，大家说我是心灵的窗户。

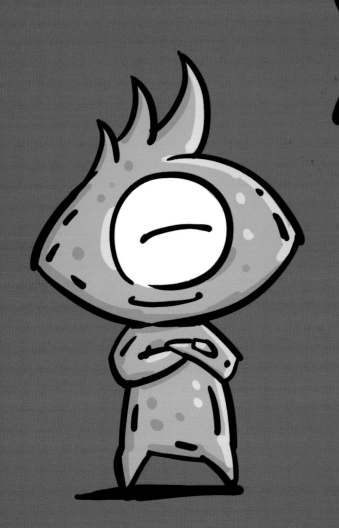

心灵的窗户
说的就是我

U0242952

1

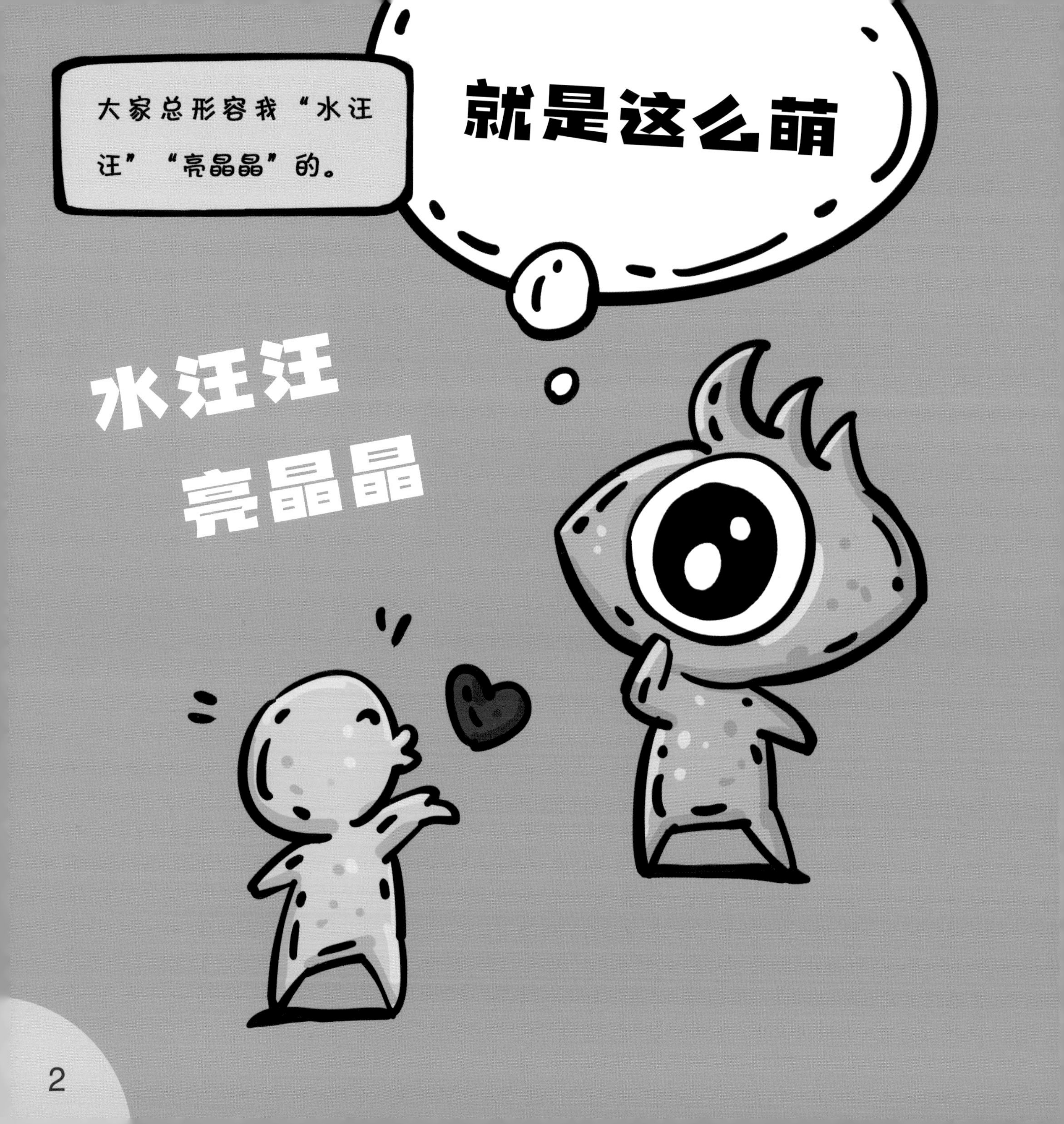

大家总形容我“水汪汪”“亮晶晶”的。
就是这么萌
水汪汪
亮晶晶

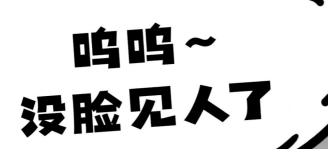

但是最近，我有点不那么"水灵"了。

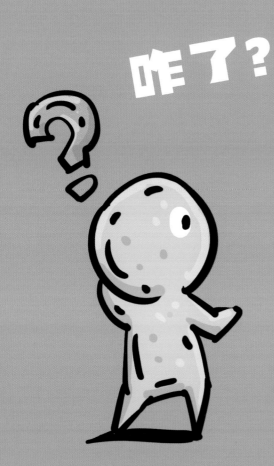

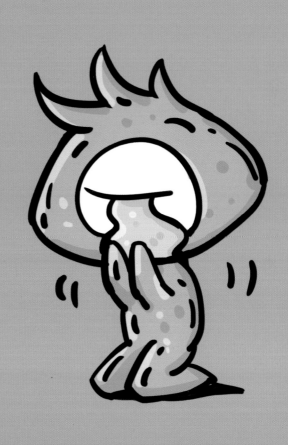

给我穿了什么东西？

主人总是给我穿一件透明的塑料衣服——隐形眼镜。

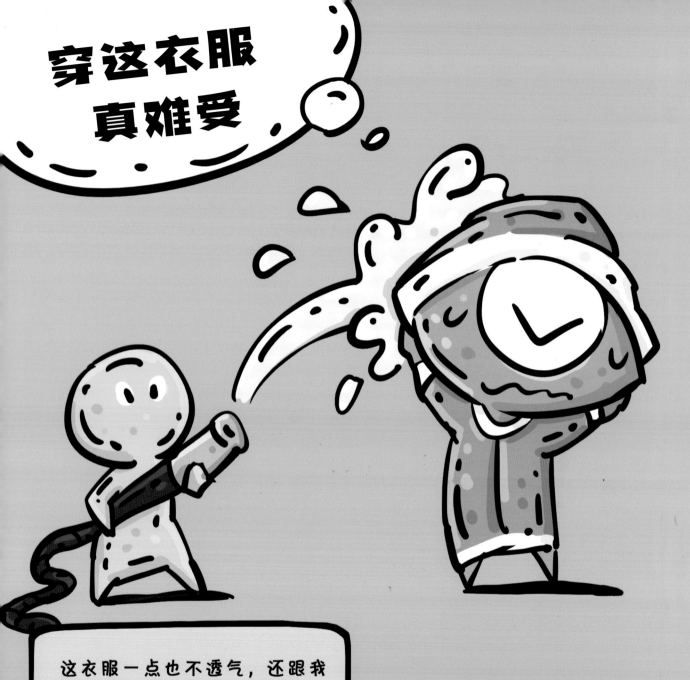

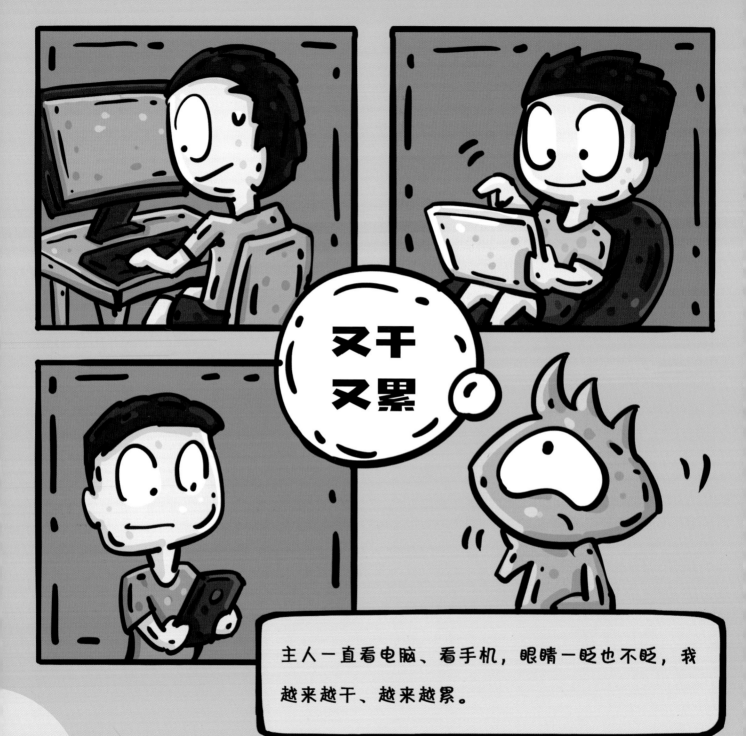

又干又累

主人一直看电脑、看手机，眼睛一眨也不眨，我越来越干、越来越累。

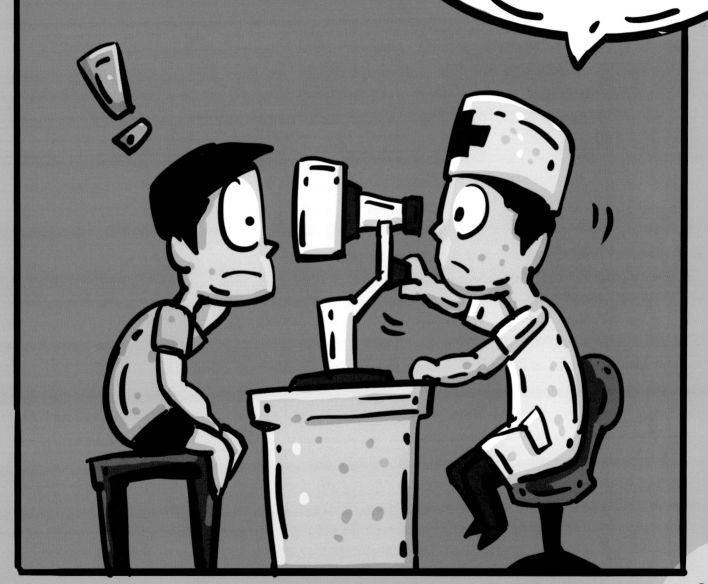

到医院一查，医生说
这是"干眼症"。

干眼症咯！

9

我其实有件漂亮的外套，它无色透明，就像皇帝的新装，它叫泪膜。

在这里！在这里！

泪膜在哪儿呢？

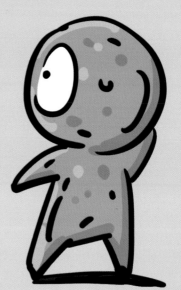

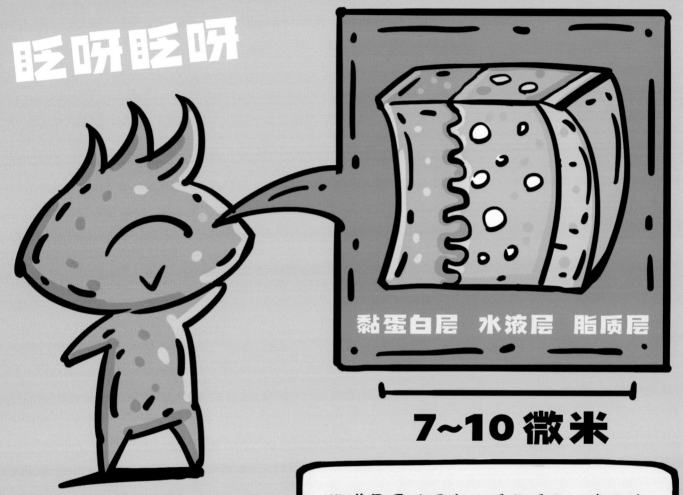

泪膜

眨呀眨呀

黏蛋白层　水液层　脂质层

7~10 微米

泪膜是通过眼皮儿眨呀眨呀，将泪液涂布在眼表形成的一层超级薄的液体薄膜。它有多薄呢？只有7~10微米。

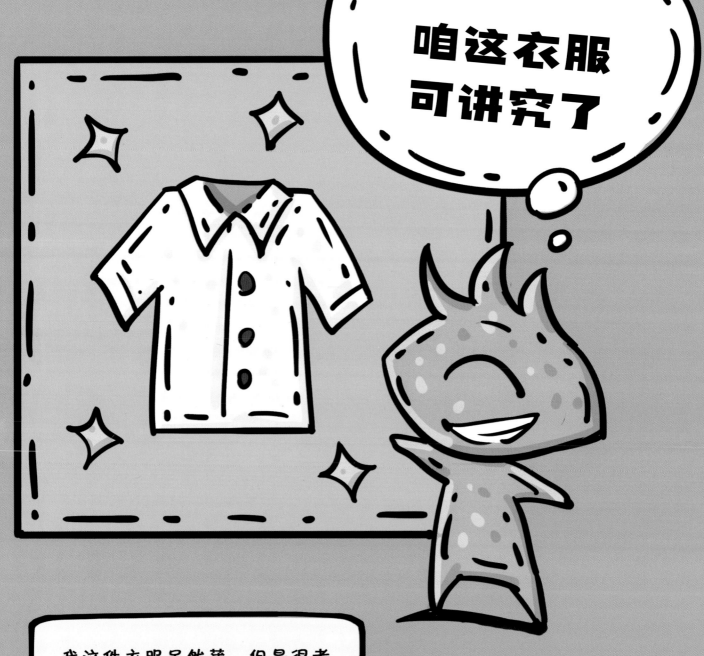

咱这衣服可讲究了

我这件衣服虽然薄，但是很考究。它有里子、芯子和面子。

里子是黏蛋白层，芯子是水液层，面子是脂质层。

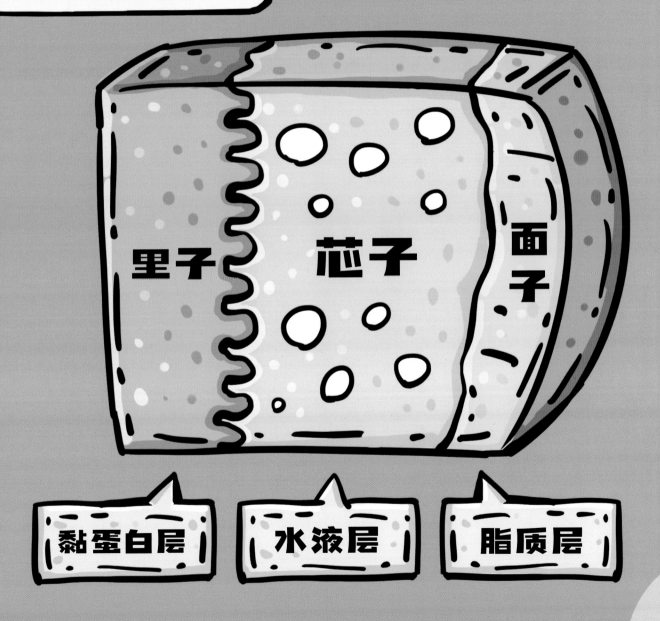

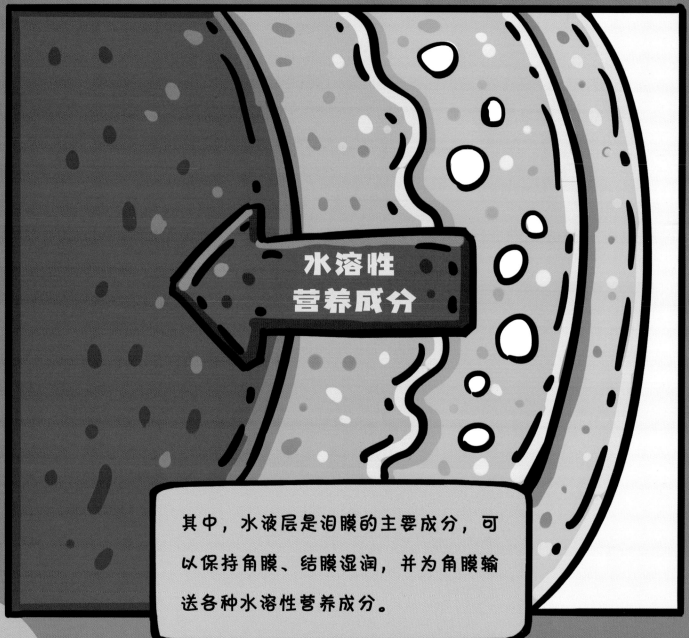

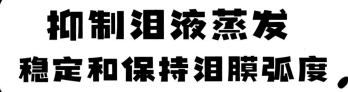

脂质层可以抑制泪液蒸发，稳定和保持泪膜的弧度。

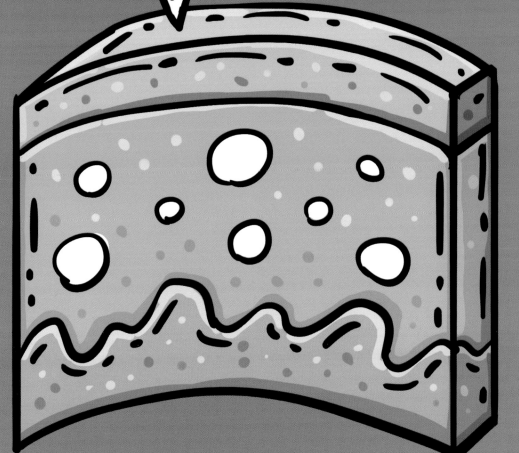

脂质层

水液层

黏蛋白层

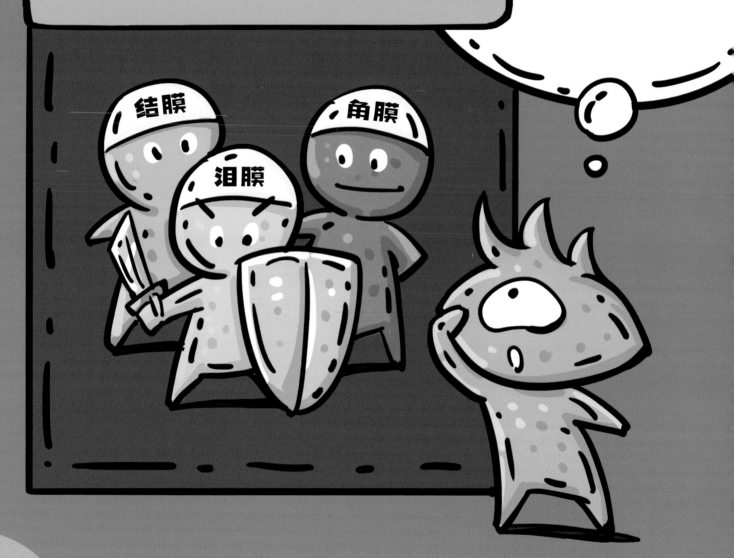

这件衣服对我来说可重要了，稳定健康的泪膜不仅可以使我——"大眼妹"保持湿润，还可以保护角膜和结膜，可以使我看到清晰的图像。

看得更清

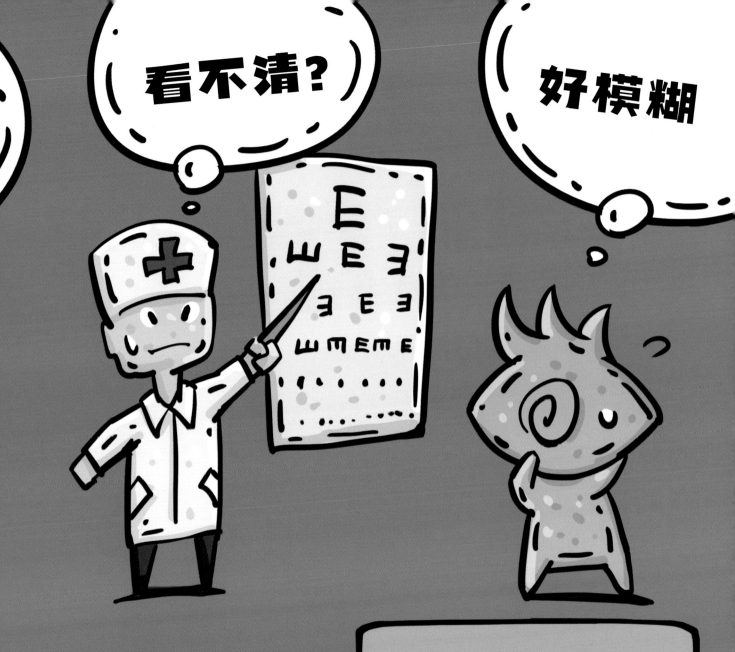

如果这件衣服坏了，眼表不光滑了，看东西就会变得模糊不清。

17

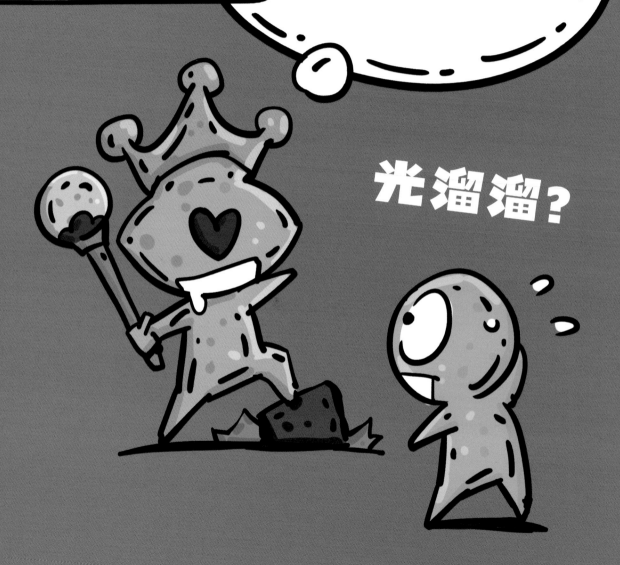

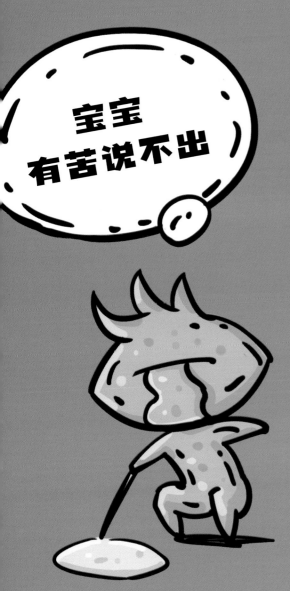

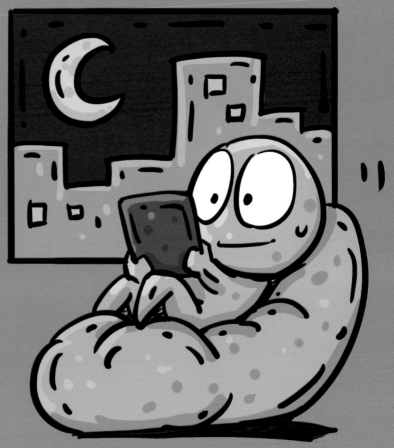

主人们也就不怎么爱惜它。

19

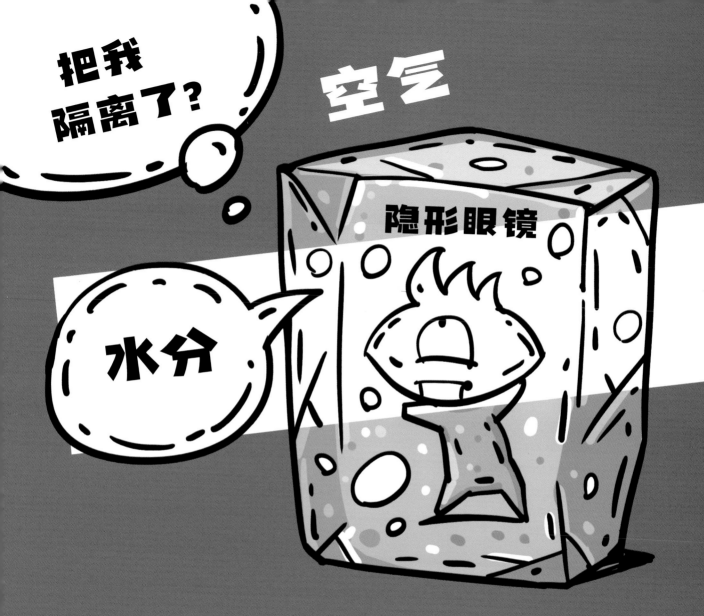

隐形眼镜会把我和空气隔绝。

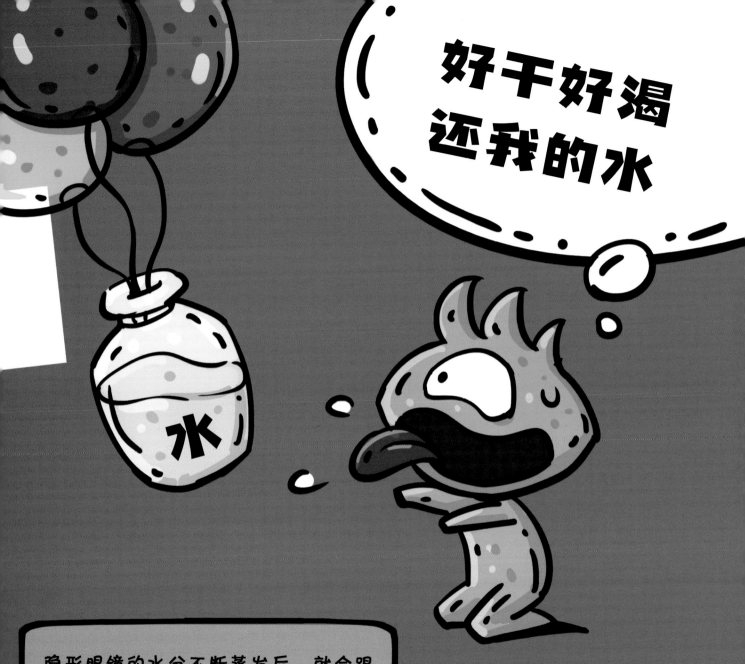

好干好渴
还我的水

隐形眼镜的水分不断蒸发后，就会跟我抢水分，于是我就"干"了。

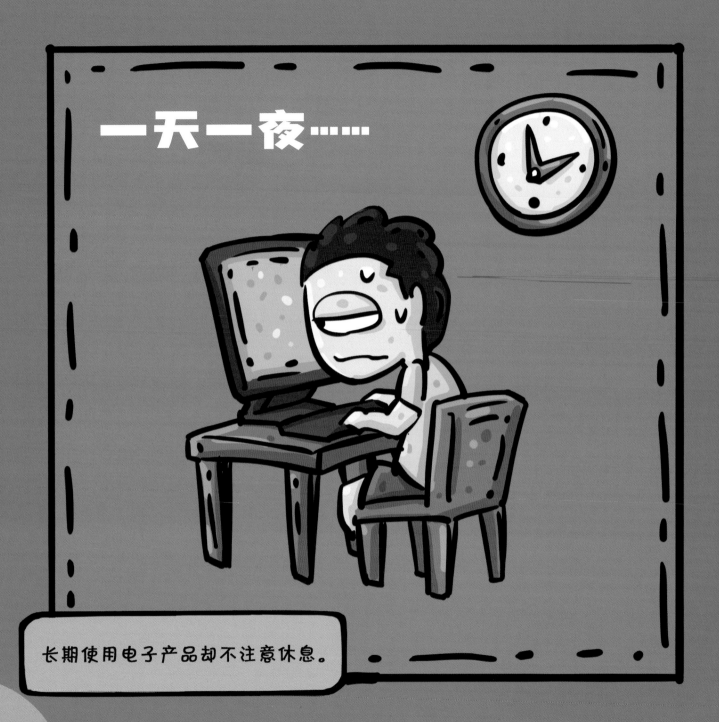

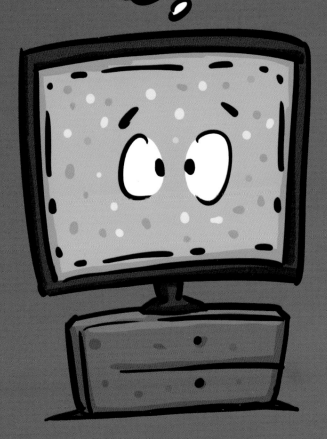

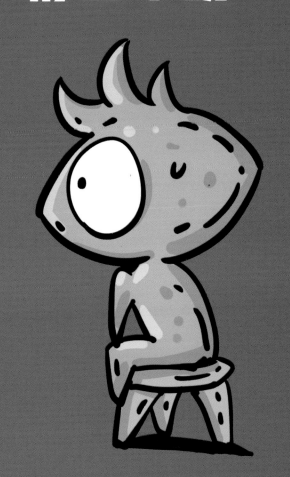

一些疾病，有的是全身的，比如糖尿病、干燥综合征；有的是眼睛的，比如结膜炎、睑板腺功能异常、结膜松弛。

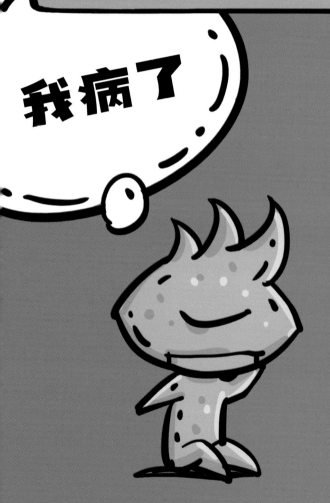

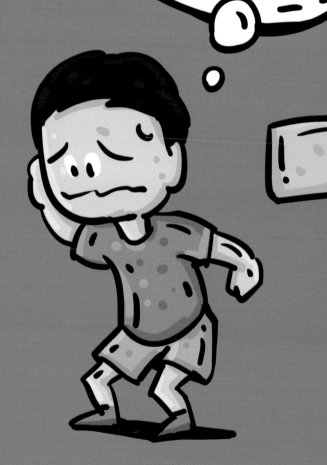

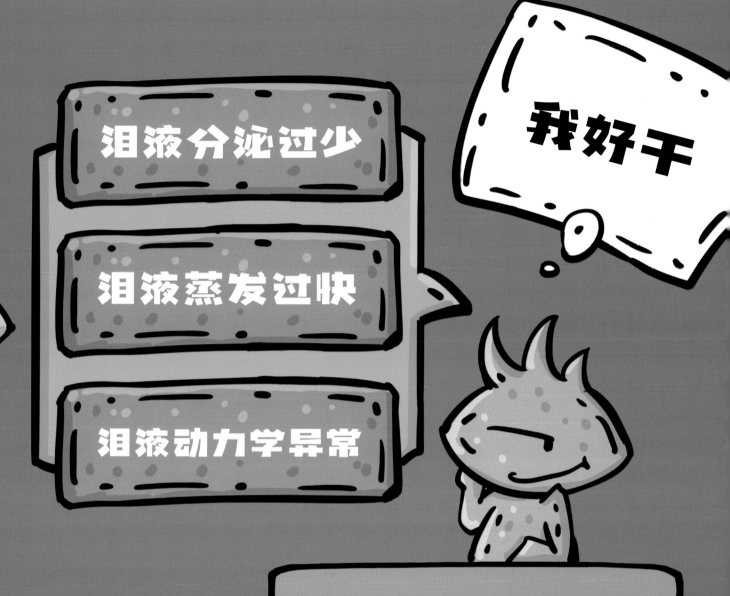

也会导致泪液分泌过少、泪液蒸发过快或泪液动力学异常，于是我就"干"了。

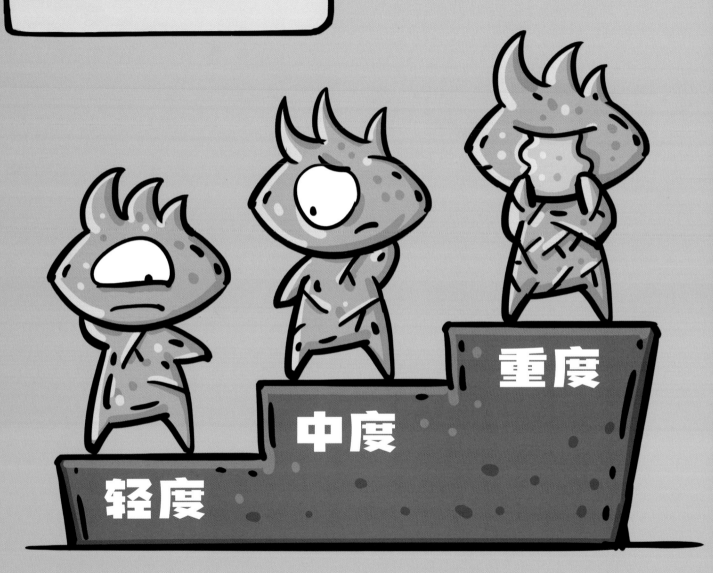

"干眼"分轻度、中度和重度，严重的会导致视功能受损。

轻度

中度

重度

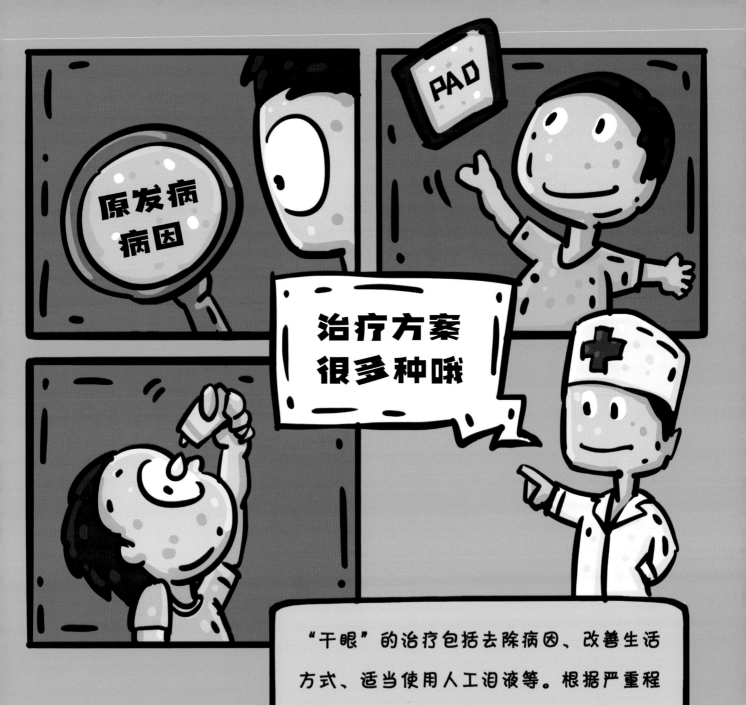

"干眼"的治疗包括去除病因、改善生活方式、适当使用人工泪液等。根据严重程度不同，医生会给出相应的治疗方案。

"器官宝宝有话说"
系列医学科普绘本(二)

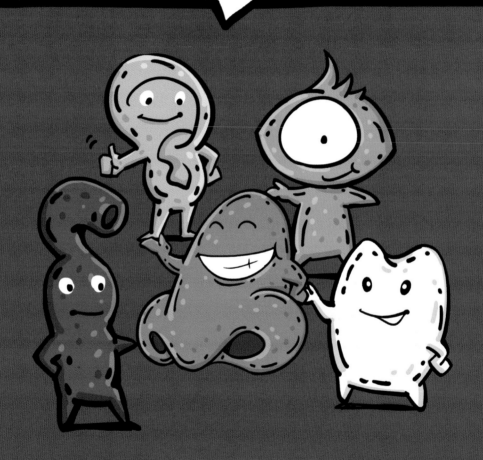

徐汇区科普创新项目资助
项目编号:xhkp2021006

上海科学技术出版社

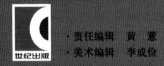

· 责任编辑　黄　蕙
· 美术编辑　李成俭

五官宝宝有话说 之

眼亮亮：缺水的烦恼

很高兴看到"器官宝宝有话说"系列绘本（二）的出版，这次，孩子们可以看到自己熟悉的眼亮亮、耳聪聪、牙宝宝、咽喉兄弟轮番登场，还将跟着书中的小主人公探索神秘的鼻子之旅。从上一季的透视心、肝、胃、大小肠和骨骼，到这一季的深入了解五官，希望小读者们在与萌萌的器官宝宝对话中，掌握更多健康科普知识！

——中国科学院院士、复旦大学附属中山医院院长　樊嘉

人体实在太精妙、太神奇了！希望小朋友们通过新一季的"五官宝宝有话说"，探索它们精妙的构造，了解其工作的原理，从而更好地保护它们。第二季延续了可爱幽默的画风，还配有软萌童真的"五官宝宝"声音，帮助孩子们愉快地遨游在医学知识的海洋里。科普从娃娃抓起，希望该系列绘本将一颗颗健康和医学的种子埋进孩子的心中。

——中国科学院院士　葛均波

上海科学技术出版社

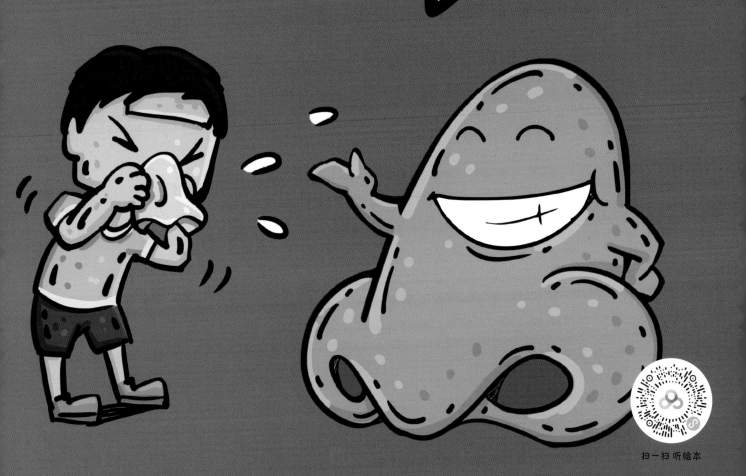

图书在版编目（CIP）数据

五官宝宝有话说.2，鼻通通：小明的秘境探险 /
齐璐璐主编. -- 上海：上海科学技术出版社，2022.9
（"器官宝宝有话说"系列医学科普绘本.二）
ISBN 978-7-5478-5783-0

Ⅰ.①五… Ⅱ.①齐… Ⅲ.①五官科学 - 少儿读物②
鼻科学 - 少儿读物 Ⅳ.①R76-49

中国版本图书馆CIP数据核字(2022)第150038号

主编：齐璐璐

副主编：冯 颖 赵文跃

漫画：杜俊君

编委：谢晓凤 沈旻倩 王 庆 蒋怀礼 李光耀 尤 丹
　　　郑丹萍 高 菊 金晓璐 张欣迪 朱 依

声音演绎：李阅凡 郑宇彤 朱涵彬 于星泽 陆思琦
　　　　　沈慕涵 宋书行 陈懿铄 唐颖初 余师然

封面设计：万觉工作室